# DES CAUSES SECONDAIRES

# DE LA GENÈSE ET DE LA CONTAGION

DE LA

# FIÈVRE TYPHOÏDE

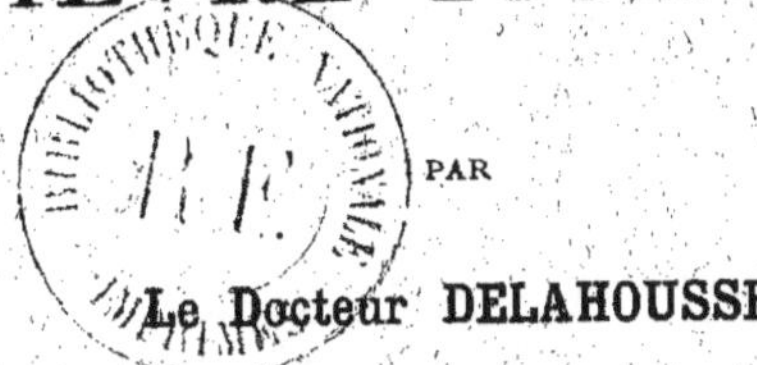

PAR

Le Docteur **DELAHOUSSE**

MÉDECIN PRINCIPAL DE 1re CLASSE
DIRECTEUR DU SERVICE DE SANTÉ DU XIIe CORPS D'ARMÉE

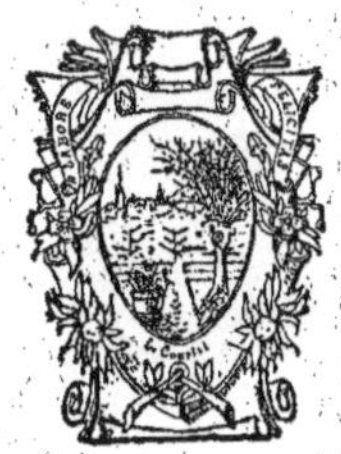

LIMOGES
IMPRIMERIE-LIBRAIRIE LIMOUSINES
Ve H. DUCOURTIEUX
7, RUE DES ARÈNES, 7

1900

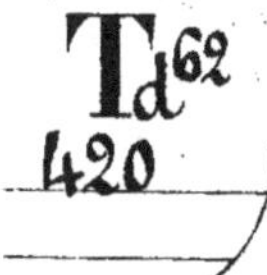

# DES CAUSES SECONDAIRES

## DE LA GENÈSE ET DE LA CONTAGION

DE LA

# FIÈVRE TYPHOÏDE



PAR

**Le Docteur DELAHOUSSE**

MÉDECIN PRINCIPAL DE 1re CLASSE
DIRECTEUR DU SERVICE DE SANTÉ DU XIIe CORPS D'ARMÉE

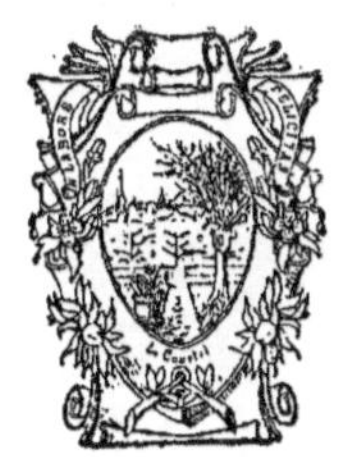

LIMOGES
IMPRIMERIE-LIBRAIRIE LIMOUSINES
Ve H. DUCOURTIEUX
7, RUE DES ARÈNES, 7
—
1900

# DES CAUSES SECONDAIRES

## DE LA GENÈSE ET DE LA CONTAGION

DE

# LA FIÈVRE TYPHOÏDE

---

Je n'émettrai aucune idée bien nouvelle en rappelant non seulement la complexité, mais si fréquemment l'obscurité des causes premières du développement de la fièvre typhoïde à l'état épidémique et surtout sporadique.

De la nécessité d'un germe premier, nettement déterminé, comme point de départ de l'évolution morbide, nul doute ni discussion : de l'empoisonnement brutal dont la source se révèle tout-à-coup à la suite de savantes et minutieuses recherches, encore moins de protestations ; mais là où surgit la difficulté c'est quand des localisations groupales, sans raison apparente, toutes choses égales d'ailleurs, dans des milieux homogènes en tout et pour tout, éclatent brusquement : c'est, lorsque la maladie protéiforme insidieuse, évoluant parallèlement à une épidémie plus intense, est tout d'abord masquée, ne se révélant souvent qu'à l'autopsie ; c'est enfin, dans la plupart des cas pour le mode de contagion, d'arriver à pouvoir donner des explications suffisantes.

J'estime, pour ma part, après plus de vingt années consacrées en grande partie à l'étude des phénomènes typhoïdiques, que l'admission d'un principe pathogène, oscillant du germe isolé caractéristique, proliférant naturellement en certains milieux, au germe ubiquitaire universellement répandu, peut seule expliquer tous les phénomènes.

Combien est rare en effet la présence du bacile d'Eberth dans les eaux les plus polluées! Dans combien de cas même l'eau de boisson ne peut-elle être vraisemblablement incriminée d'une façon absolue!

Infection hydrique, infection aérienne, contagiosité par importation, sont causes plus spécialement définies ou invoquées, pour les cas où elles ne sont pas démontrables, on trouve bonne, presque toujours, une explication plus ou moins banale, mais c'est tout.

C'est en me plaçant à ce dernier point de vue : préciser mieux ces causes secondaires, y jeter un jour basé sur des conceptions, peut-être nouvelles, mais appuyées certainement par des faits récents, d'ordre expérimental, et puisées dans des évolutions morbides particulières longuement analysées, que je présente aujourd'hui ce nouveau travail, qui aura du moins le mérite documentaire d'une pratique journalière.

Tout l'intérêt de l'étude que je poursuis repose uniquement sur ce principe fondamental : étant donnée une manifestation typhoïdique, sérieuse par le nombre, pouvant atteindre les proportions d'une épidémie restreinte et qui surgit brusquement ou insidieusement, sans cause première hydrique ou infectieuse patente, déterminer le rôle des actions secondaires dans l'évolution nécessaire des germes ubiquitaires propres à la maladie.

# CHAPITRE Ier

On peut résumer cette étude dans les termes suivants :

1° Le terrain d'évolution;
2° Les conditions sociales;
3° La contagiosité;
4° Les évolutions morbides concomitantes.

## 1° Terrain d'évolution

Il est bien évident que nous laissons de côté les causes présentes, adéquates aux diverses circonstances, déterminant une évolution morbide fatale, comme le sont les eaux normales, toujours mauvaises ou douteuses, les causes surgissant d'un accident nettement déterminé : j'entends ici comme véritable cause secondaire la valeur qu'il faut conserver à un substratum quelconque : sol, bâtiment, locaux accessoires qui, après avoir été le théâtre d'épidémies bien nettement reconnues dues à un vice particulier, et plus expressément à l'infection hydrique, ont vu brusquement cesser le régime épidémique, sous l'influence de modifications radicales, comme le sont le changement des eaux d'alimentation, l'installation de filtres sérieux constamment surveillés.

C'est ici qu'intervient une question bien troublante, et qui pour l'instant me paraît surtout comporter une série documentaire, pour être liquidée d'une façon complète.

Il est bien évident qu'en pure théorie un terrain, périodiquement visité par un mode spécial pathogénique, a bien des chances pour que des germes analogues persistent dans le milieu : c'est à ce point de vue que les désinfections de toute nature y sont prodiguées.

D'un autre côté, la théorie nous dit : l'évolution morbide a lieu sous l'influence de germes d'apport trouvant dans ce milieu un terrain d'évolution favorable, représenté par la population qu'il comporte; et l'on admet, en principe général, que l'eau de boisson est le véhicule nécessaire et pour ainsi dire unique.

Or le terrain propice en l'espèce, l'organisme humain, en état d'infériorité physiologique, quitte généralement ce milieu dès les symptômes initiaux d'infection ; les éléments premiers lui étant étrangers, étant lui-même apparemment encore dans l'impuissance de produire des germes durables, on pourrait logiquement se demander si une désinfection des vêtements et des effets de couchage est bien utile.

Qui donc a jamais trouvé trace de germes douteux spécifiques, au cours même des plus violentes épidémies, dans de tels milieux ou dans aucun vêtement le plus intime et le plus longtemps porté ?

J'ai poursuivi avec insuccès une telle recherche dans les circonstances les plus graves, les plus nettes au point de vue des renseignements exigibles.

Il ressort clairement cependant de toutes les mesures réglementaires prescrites dans l'armée que, du fait d'une infection nettement reconnue due à la voie digestive, les locaux et les vêtements sont devenus suspects ; on n'en donne pas d'explication et pour cause.

Je commence par bien proclamer que ces mesures empiriques s'imposent, mais que l'idée première a besoin d'être bien fouillée et étudiée, pour qu'on en puisse donner une raison satisfaisante et d'une façon scientifique précise.

En effet, considérons la perpétuation logique du germe : il faudrait d'abord l'avoir mis une seule fois en évidence, dans les innombrables analyses faites à cet égard ! Il ne reste donc que l'indiscutable manifestation morbide qui semble attachée à certains terrains, et dont la séquence est logiquement invoquée si aucun moyen d'arrêt n'est employé.

J'ai pensé qu'avant tout la statistique pourrait nous édifier un peu à ce sujet, j'ai relevé une longue série de manifestations morbides, dans divers centres, tant en ce qui concerne les affections épidémiques, que les maladies plutôt saisonnières et pour ainsi dire uniformément acclimatées.

Ce qui frappe dans ce tableau, c'est la persistance monotone des secondes, l'imprévu d'évolution des premières, alors que précisément la source radicale originelle a été supprimée.

En voici le tableau général.

| GARNISON | EFFECTIF MOYEN | MALADIES | 1886 | | 1887 | | 1888 | | 1889 | | 1890 | | 1891 | | 1892 | | 1893 | | 1894 | | 1895 | | 1896 | | TOTAUX | | DÉCÈS |
|---|---|---|---|---|---|---|---|---|---|---|---|---|---|---|---|---|---|---|---|---|---|---|---|---|---|---|---|
| | | | Entrés | Décédés | Entrés | Décédés | Entrés | Décédés | Entrés | Décédés | Entrés | Décédés | Entrés | Décédés | Entrés | Décédés | Entrés | Décédés | Entrés | Décédés | Entrés | Décédés | Entrés | Décédés | Entrés | Décédés | Moyenne |
| Limoges | 4900 | Fièvre typhoïde | 64 | 27 | 9 | 8 | 18 | 7 | 32 | 19 | 11 | 5 | 19 | 4 | 35 | 9 | 83 | 10 | 14 | 1 | 17 | 0 | 39 | 14 | 367 | 104 | 28 °/° |
| | | Rougeole | » | » | » | » | » | » | » | » | 17 | 0 | 271 | 9 | 65 | 0 | 44 | 0 | 100 | » | 12 | 0 | 83 | 0 | » | » | » |
| | | Pleurésie | » | » | » | » | » | » | » | » | 49 | 0 | 67 | 0 | 52 | 0 | 31 | 0 | 41 | » | 37 | 0 | 36 | 1 | » | » | » |
| Angoulême | 3800 | Fièvre typhoïde | 106 | 32 | 355 | 62 | 149 | 14 | 42 | 5 | 9 | 1 | 16 | 0 | 57 | 5 | 13 | 9 | 32 | 8 | 20 | 2 | 81 | 14 | 782 | 129 | 16 °/° |
| | | Rougeole | » | » | » | » | » | » | » | » | 21 | 4 | 52 | 6 | 19 | 0 | 7 | 0 | 71 | 7 | 47 | 0 | 67 | 0 | » | » | » |
| | | Pleurésie | » | » | » | » | » | » | » | » | 20 | 1 | 16 | 0 | 31 | 0 | 44 | 1 | 46 | 1 | 57 | 0 | 54 | 0 | » | » | » |
| Tulle | 1640 | Fièvre typhoïde | » | » | » | » | » | » | » | » | 109 | 12 | 34 | 10 | 41 | 0 | 30 | 5 | 14 | 2 | 4 | 0 | 4 | 0 | 236 | 38 | 16 °/° |
| | | Rougeole | » | » | » | » | » | » | » | » | 32 | 0 | 120 | 0 | 54 | 0 | 25 | 0 | 22 | » | 44 | 0 | » | 0 | » | » | » |
| | | Pleurésie | » | » | » | » | » | » | » | » | 10 | 1 | 16 | 0 | 22 | 0 | 17 | 0 | 5 | » | 14 | 0 | 6 | 0 | » | » | » |
| Brive | 1500 | Fièvre typhoïde | » | » | » | » | » | » | » | » | 12 | 2 | 7 | 0 | 8 | 0 | 6 | 2 | 9 | 2 | 1 | 0 | 7 | 1 | 50 | 7 | 14 °/° |
| | | Rougeole | » | » | » | » | » | » | » | » | 23 | 0 | 2 | 0 | 3 | 0 | 0 | 0 | 12 | » | 40 | 0 | 17 | 1 | » | » | » |
| | | Pleurésie | » | » | » | » | » | » | » | » | 15 | 0 | 17 | 0 | 1 | 0 | 2 | 0 | 27 | 1 | 11 | 0 | 8 | 0 | » | » | » |
| Périgueux | 1462 | Fièvre typhoïde | » | » | » | » | » | » | » | » | 5 | 0 | 2 | 0 | 28 | 2 | 1 | 0 | 4 | » | 2 | 1 | 3 | 0 | 45 | 3 | 7 °/° |
| | | Rougeole | » | » | » | » | » | » | » | » | 57 | 2 | 96 | 3 | 43 | 0 | 12 | 0 | 31 | » | 6 | 0 | 60 | 0 | » | » | » |
| | | Pleurésie | » | » | » | » | » | » | » | » | 20 | 0 | 18 | 0 | 15 | 0 | 15 | 1 | 9 | 1 | 9 | 1 | 13 | 0 | » | » | » |
| Bergerac | 1513 | Fièvre typhoïde | » | » | » | » | » | » | » | » | 1 | 0 | 0 | 0 | 2 | 0 | 9 | 1 | 5 | » | 6 | 2 | 9 | 1 | 48 | 4 | 8 °/° |
| | | Rougeole | » | » | » | » | » | » | » | » | 44 | 0 | 48 | 0 | 8 | 0 | 21 | 0 | 7 | » | 14 | 0 | 42 | 1 | » | » | » |
| | | Pleurésie | » | » | » | » | » | » | » | » | 33 | 1 | 9 | 0 | 13 | 1 | 10 | 1 | 17 | » | 10 | 0 | 6 | 0 | » | » | » |

Toutes les affections sont aujourd'hui microbiologiquement définies : pleurésie, pneumonie, péricardite et endocardite, méningites diverses ont leur dossier complet ; néanmoins nous ne désinfectons guère, pourquoi? Le tableau que je publie en démontre cependant une valeur bien supérieure à celle des manifestations épidémiques habituelles, mais elles évoluent silencieusement à intervalles très variables, jamais en bloc, sauf depuis l'apparition de la grippe qui les condense, les précipite comme terminaison et jette tout-à-coup un cri d'alarme, bien vite éteint du reste.

Si nous exceptons le milieu scientifique, qui donc s'émeut des résultats lents de la tuberculose?

En résumé, on voit, sous toutes formes, qu'il y ait eu des mesures prises ou non, pour l'évolution successive, que le terrain, premier siège d'une manifestation pathogénique déterminée, semble rester imprégné profondément sous une forme impossible à préciser, mais jusqu'ici peu discutable en ses résultats.

Quelle explication donner à ces faits? perpétuation des germes premiers qui échappent à nos moyens actuels d'investigation, soit; mais nous limitant à nos connaissances, déjà fort avancées en ce qui concerne la fièvre typhoïde, nous ne le pouvons guère que sous forme hypothétique : si nous nous reportons à la théorie des germes ubiquitaires, on peut admettre que, du fait des manifestations antérieures, ceux-ci ont déjà acquis une puissance d'évolution plus grande et dont nous donnerons plus loin une explication plausible, ou encore qu'ils se sont cantonnés dans ces milieux empoisonnés, qu'ils sont incapables d'évoluer dans les milieux de culture expérimentale, mais qu'à la première occasion ils trouveront dans l'organisme affaibli, le champ voulu, alors que leurs congénères, en milieu jusqu'alors indemne, ne rencontreraient pas les mêmes conditions nécessaires ; et ce milieu voulu ne comporte pas une seule vertu pathogénique ; il est encore favorable à l'évolution microbienne banale devenue suspecte, et dont la collaboration a une si grande influence à tous égards.

Nous voyons fréquemment certains établissements neufs, sans cause appréciable apparente, avec des conditions hygiéniques supérieures, une alimentation en eau, identiques à leurs similaires, ou reconnue isolément bonne, présenter une extraordinaire tendance à l'évolution typhoïdique.

On ne saurait, en pareille matière, en rechercher les causes certaines que dans les influences secondaires, et j'attribue pour ma part une importance prépondérante fréquente au terrain premier sur lequel ont été établis les locaux aussi facilement le siège des épidémies.

Dans nombre de cas les grands établissements collectifs, notamment les casernes, sont installés sur des terrains vagues plus ou moins infectés par des dépôts de toute sorte ; des terres de remblais y ont fréquemment emmagasiné tous les détritus des villes; ailleurs, ils succèdent à de vieux bâtiments abandonnés en principe, séculairement souillés : vieux couvents, anciennes abbayes; bref on retrouve presque toujours une origine suspecte.

A noter encore le voisinage d'égoûts imparfaits en leur canalisation, de nappes d'eau souterraines inconnues en relation avec des milieux infectés et entretenant, dans les terrains spongieux, une humidité spéciale.

Au lieu de commencer par isoler les fondations de ces bases plus que médiocres par une large couche isolante, on n'y prête attention que pour l'assiette des murs à élever, on enfouit dans des terres de rapport quelconques des fondations en pierre plus ou moins poreuse, qui, plus tard, seront le siège d'une interminable et inéluctable source d'une montée capillaire, que rien ne pourra enrayer et deviendra une cause permanente d'insalubrité relative.

Je laisse absolument de côté, bien entendu, la cause patente que laisserait un agencement défectueux, au point de vue de l'installation d'une population collective permanente.

En résumé, pour bien préciser les faits : tout local peut conserver des germes ubiquitaires déjà plus proches d'une évolution pathogène, du fait d'épidémies antérieures, suivant certaines conditions premières ressortissant à la nature du terrain et des matériaux, devenir un centre d'évolution morbide tout particulier.

## 2° Conditions sociales

On peut les résumer sous trois points de vue principaux : travail, alimentation, habitation.

A. — *Travail.* — Exprimer quelle est la quantité de travail normal, physiologique si l'on veut, que peut fournir un individu quelconque est d'autant plus impossible que l'accoutumance domine tout.

Travail intellectuel, travail manuel, avec toutes les nuances qui s'intercalent entre la mise en action de la force brutale pure, irraisonnée et les mille formes de l'intellectualité mécanique, artistique ou purement cérébrale, ne sauraient se traduire en une formule quelconque.

Si nous y ajoutons les convenances personnelles qui comportent les grands à-coups et les repos prolongés, la nécessité, pour beaucoup, de repos à périodes variées, nous touchons de suite à ce problème si suggestif, où commence le surmenage ?

C'est la pierre d'achoppement la plus grande du service militaire, où toutes les aptitudes, toutes les accoutumances, tous les tempéraments, toutes les nervosités, toutes les apathies, vont fatalement aboutir à un même but, une même forme d'action, une méthode unique en tout et pour tous.

Grâce à la résistance opiniâtre de la jeunesse en son épanouissement physique, au moral de plus en plus élevé de la population, au sentiment de l'implacable nécessité d'en agir ainsi, l'équilibre se fait peu à peu ; mais il ne faut pas s'étonner si quelques-uns périclitent ou disparaissent. Il s'est fatalement établi une sorte de surmenage artificiel, car souvent la force développée sous cette forme nouvelle, inusitée pour beaucoup, bien qu'inférieure au travail accoutumé, est momentanément une charge que tous ne peuvent vaincre.

L'excès de travail, ou plus généralement et d'une façon physiologique plus exacte, l'effort continu exagéré, produit une double dépression : affaiblissement général, excès de déchet, fréquemment insuffisance d'expulsion, ou fatigue des organes excréteurs.

La résultante est simple à déterminer : auto-infection progressive, affaiblissement de résistance vitale, d'où terrain propice à toutes les invasions microbiennes parasitaires.

Cette cause secondaire du développement de toutes les maladies, et plus spécialement peut-être de la fièvre typhoïde, ne se discute plus dans l'armée : on en saisit de suite le mécanisme grossier. Nous verrons plus tard comment encore il faut apprécier les corollaires qui découlent de ce premier phénomène essentiel : affaiblissement général organique.

B. — *Alimentation.* — On peut dire que, pour la nourriture comme pour le travail, on retrouve des éléments d'appréciation identiques.

Il est indiscutable que pour beaucoup de jeunes soldats, la somme d'aliments chimiquement utiles comme assimilation est supérieure à ce qu'ils avaient l'habitude de consommer ; et cela principalement pour les hommes de la campagne, bien plus habitués au volume des légumes et du pain plus ou moins bis, qu'à la minime ration de viande et à la diminution relative des légumes et du pain blanc que comporte l'alimentation fixe des ordinaires.

Il y a encore ici fréquemment disette artificielle : cela s'équilibrera vite, mais encore est-ce une période à franchir, et elle vient se joindre à la première.

Il y a aussi lieu de remarquer que, dans un esprit d'égalité bien respectable, mais peu rationnel, la ration est la même pour toutes les armes ; on ne tient compte ni du travail indiscutablement variable, ni du choix des individualités, dont le poids et la taille ont des exigences naturelles faciles à calculer, d'où de grosses déceptions, dont on s'obstine à ne pas tenir compte, je le répète, en partant d'un principe faux qui n'est, en somme, que de la sensiblerie fort mal appliquée et au grand détriment de l'Etat et des intéressés.

C. — *Habitation.* — La question d'habitation a été déjà examinée ; nous y reviendrons dans le cours de ce travail.

## 3° Contagiosité

Je n'entends nullement discuter ici le pour ou le contre sur la valeur qu'il faut accorder à la contagion en thèse générale.

J'en veux simplement retenir quelques éléments appartenant plus spécialement au cadre que je me suis tracé.

On peut d'abord discuter la valeur dans un milieu restreint d'une première évolution, plus ou moins longtemps méconnue, sur les voisins, exception faite bien entendu de toute cause première déterminante.

Ici encore on commence par désinfecter le local et les vêtements le mieux possible ; tout ce qu'on peut affirmer, c'est qu'il est très sage d'en agir ainsi, et, en fait, ces nettoyages forcés sont toujours utiles.

Quant au degré de transmissibilité de la maladie à toutes les époques d'évolution, s'il semble indiscutable pour certains cas, on reste frappé de la constante variabilité de cette action nocive dans ceux où il semblerait qu'elle dût surtout se faire sentir.

Tant que la soi-disant importation de la maladie par un seul individu, dans un centre collectif, dans une localité, n'aura pas été accompagnée de la vérification de la qualité des eaux et de bien d'autres circonstances, il restera toujours un doute sur la coïncidence possible des phénomènes.

Comment vouloir attribuer pour l'expédition de Tunisie, qui fut si meurtrière, la cause première de l'épidémie de fièvre typhoïde à une importation discutable, alors que les eaux suffisaient largement à toute explication, sans compter bien d'autres causes ; alors qu'au retour, le rapatriement de centaines de malades à tous les degrés, leur déversement un peu partout dans le Midi, ne donna lieu nulle part à la moindre épidémie, si restreinte fut-elle, voire même à aucun cas suspect de contagiosité.

Mais il n'en reste pas moins acquis que l'on doit tenir compte de cet élément, bien que son mode d'action nous échappe, car jamais ne fut retrouvé le germe que l'on voulut un jour montrer isolé dans les produits respiratoires.

J'ai, à mon tour, fait des recherches spéciales sur les conditions de développement des germes ubiquitaires et saprophytes dans certains milieux, et plus particulièrement fixé mon attention sur la valeur qu'il faut attribuer à la vapeur d'eau toxique que contient l'air confiné habité.

Nous savions déjà par les expériences de Lemaire que celle-ci, condensée par réfrigération, a une odeur infecte; que deux heures après sa récolte on y constate un nombre considérable de microphytes et de microzoaires en voie de développement, et quatre heures plus tard, des formes de bactéries, de vibrions, de monades.

Il est donc au moins bien évident que cette eau constitue un foyer de culture éminemment favorable.

J'ai ailleurs émis l'opinion que la matière organique respiratoire devait être regardée comme une combustion spéciale, dont les bases actives sont : la petite quantité d'oxygène ne se retrouvant pas dans la balance de la formation de l'acide carbonique, et l'élément à comburer le déchet phagocytique normal ou accidentel, comme il est constaté au début de l'infection pathogénique.

Il en résulte que, si l'on accorde une valeur particulière au milieu de culture, celui-ci sera d'autant plus virulent, qu'il contiendra plus de déchet, et que ce dernier aura sa source dans un état organique particulièrement infectieux.

Voici les expériences auxquelles je me suis livré à cet égard :

Reprenant les travaux de Kelsch sur les poussières des parquets et entrevous, je me suis attaché à récolter les poussières en suspension, en les saisissant dans une atmosphère confinée au réveil, alors que les divers travaux de propreté journalière entraient en action.

Je me suis servi à cet effet d'un ventilateur dont l'ouïe, munie d'un filtre d'ouate, emprisonnait toutes les particules et les germes flottants.

L'appareil fonctionna environ trente minutes, filtrant environ vingt à vingt-cinq mètres cubes d'air.

Il a été facile de constater sur la ouate une couche noirâtre indiquant un dépôt de poussières plus ou moins suspectes. La mise en culture a provoqué un développement tel qu'il eût été difficile de procéder à une analyse complète, d'autant que la liquéfaction prématurée de la gélatine ne permit pas de faire la numération des germes. Mais encore aucun élément pathogène ne fut reconnu, bien qu'on cherchât surtout à saisir le bacille de la tuberculose, que l'on pouvait très rationnellement supposer exister dans le milieu choisi.

Les premiers éléments qui furent reconnus correspondaient à ceux signalés comme communs aux poussières des parquets des casernes et des hôpitaux.

Mais une autre recherche va nous montrer l'ingérence de la vapeur d'eau toxique respiratoire.

J'ai fait porter par des ouvrières, habituées à cette méthode dans certaines industries, une couche de ouate sur la bouche, l'inspiration avait lieu par les narines, l'expiration par la bouche.

Cette masse filtrante fut employée pendant une journée de travail.

On a pris sur la face en rapport avec la bouche une petite quantité de substance, qui a été mise en contact avec quelques gouttes d'eau stérilisée, puis l'ensemencement a eu lieu sur bouillon de peptone. La culture a permis de constater la présence :

1° de staphylocoques ;

2° d'une bactérie très mobile, ayant l'ensemble des caractères du *bacillus subtilis*.

Afin de se rendre compte de la valeur des divers éléments, un cobaye fut inoculé avec l'émulsion totale, comme Kelsch l'avait fait pour les produits analogues qu'il avait récoltés sur les parquets.

Or, si dans le premier cas les résultats furent nuls, ici au contraire l'animal succombait en soixante heures, après avoir présenté une congestion intense de tous les organes, une paralysie de la vessie, des urines albumineuses, etc.

Au point d'inoculation, on constata un peu de pus, dont l'examen direct accusa la présence de microcoques et de bacilles peu mobiles.

Les urines ont dénoncé la présence de nombreux microcoques et de globules de pus.

L'ensemencement de ce dernier sur bouillon peptonisé a donné, après vingt-quatre heures, une culture assez active de ces mêmes éléments et de bacilles mobiles.

Du sang puisé dans le cœur au moyen d'une pipette stérilisée, et ensemencé sur bouillon peptonisé, après vingt-quatre heures, a permis de retrouver des staphylocoques et une bactérie assimilable au *bacillus subtilis*, ainsi qu'un bacille à forme très allongée et irrégulière, immobile, d'ordre ordinairement banal, et que le Gram colore parfaitement.

Si nous analysons les faits, nous constatons que la respiration abandonne fatalement, dans le filtre d'ouate, la vapeur d'eau avec la toxine qu'elle contient, ce que révèle du reste l'odeur désagréable, puis bientôt infecte du filtre ; en même temps les germes isolés s'en imprègnent et la culture faite avec ces éléments, au lieu de produits négligeables d'habitude, nous les donne plus ou moins virulents.

N'est-ce pas du reste la reproduction d'expériences où nous voyons le *bacillus coli* prendre des propriétés diverses suivant les cas, et ainsi de suite.

Nous admettons qu'une eau contenant des germes putrides sera et, de fait, est la cause la plus favorable au développement de la fièvre typhoïde, est-il moins logique de supposer que la vapeur d'eau infecte de l'air confiné va avoir, par son contact avec le sang, un effet analogue, y apporter le contingent voulu pour l'évolution ubiquitaire, les germes de collaboration nécessaire, eux-mêmes en état de virulence relative ?

Ainsi s'expliquerait l'influence secondaire de la contagiosité, dont je réserve absolument, je le répète, le principe même d'action, c'est-à-dire la transmission pure et simple de l'élément pathogène nécessaire.

### 4° Evolutions morbides concomitantes

Jusqu'avant ces dernières années, si l'on en excepte les fièvres palustres à forme anormale, endémiques, la fièvre typhoïde ne paraissait guère influencée par des maladies évoluant en même temps ; la grippe est venue jeter une véritable perturbation, tant au point de vue diagnostic que complication nouvelle, dans l'évolution de cette maladie.

J'ai vu maintes épidémies mixtes où, non seulement l'on restait embarrassé au début, mais dont la terminaison seule donnait une véritable solution par l'extrême rapidité de la cessation des phénomènes morbides, et par la prompte guérison.

On disait alors : il y a eu embarras gastrique grippal, fébrile, peut-être grippe à forme abdominale simplement.

Le fait est qu'on peut admettre une complication dans la fièvre typhoïde, analogue à celle que nous observons si fréquemment aujourd'hui dans nos pleurésies, nos pneumonies qui de franches sont devenues bâtardes, avec évolution rapide vers la suppuration.

Par suite de l'intervention de l'élément grippal, les formes ataxiques et pulmonaires de la fièvre typhoïde ont pris des allures tout autres, et dont la foudroyante rapidité non seulement nous déconcerte, au cours même de l'affection, mais nous laisse des doutes sur la véritable nature, ou si l'on préfère la prépondérance de l'une ou de l'autre affection, par l'absence des lésions abdominales à l'autopsie.

Quel que soit le point de vue auquel on se place, il est certain qu'un élément nocif, nouveau, est intervenu depuis peu au cours des explosions typhoïdiques, et l'on est en droit de se demander si l'on ne doit pas voir une cause secondaire dans le développement de germes ubiquitaires, qui, sans la collaboration nouvelle ou encore si l'on veut la moindre résistance qui en résulte pour l'organisme, n'auraient pu trouver le terrain nécessaire à leur évolution définitive nettement pathogène.

Tous les points de vue que je viens d'étudier se sont singulièrement rencontrés dans une même épidémie typhoïdique, alors que je n'avais guère pu que les soupçonner pour ainsi dire, dans maints cas antérieurs et à l'état isolé.

Je ne crois mieux faire que de la relater avec tous les détails qu'elle comporte, et qui me paraissent d'un véritable intérêt, ne fut-ce que comme premier document à l'appui de la thèse que j'expose aujourd'hui.

## CHAPITRE II

L'épidémie que je veux rapporter dans son ensemble si suggestif s'est déroulée dans la garnison d'Angoulême, plus spécialement au courant du mois de février 1899 ; sans avoir atteint de graves proportions, puisque le nombre des cas pour trois régiments ne dépasse pas une quarantaine, avec neuf décès, cette évolution morbide n'en constitue pas moins un document de haute valeur, si l'on analyse les faits sous les points de vue différents qui se rapportent plus spécialement à la dissemblance des armes, à l'emplacement des casernes, aux divers emplois des hommes dans une même unité, à la qualité des eaux de boisson, tant à la caserne qu'en ville, aux précédents épidémiques de même ordre, à la période d'incorporation, au régime alimentaire étudié plus particulièrement au point de vue des exigences normales de l'instruction, propre à chaque arme.

Cette petite épidémie permet de faire ressortir bien des causes plutôt considérées comme accessoires, avec l'importance qu'elles doivent cependant conserver dans une affection aussi complexe, aussi ondoyante en ses origines et ses résultats.

Elle montre d'abord la gravité des évolutions restreintes comme cas ; elle semble établir que, malgré toutes les mesures prises, le sol contient encore, peut-être pour longtemps, une sorte d'imprégnation des épidémies antérieures, qui eurent un si grand retentissement, elle jette un jour particulier sur le danger que constituent ces germes ubiquitaires somnolents, dès qu'un germe de collaboration, comme l'est spécialement depuis ces dernières années celui de la grippe, arrive tout-à-coup surajouter son influence à celle des causes accidentelles, durables, alors surtout qu'une infériorité organique vient apporter au développement ultime un foyer de culture des plus favorables.

Si l'on suppose une étude semblable à celle que je vais exposer, étendue à toutes les manifestations typhoïdiques analogues, il est permis de croire qu'un esprit généralisateur, voyant l'ensemble des faits et des idées de plus haut, apportera encore une nouvelle lumière dans cette angoissante question, et nous conduira à ajouter de nouveaux progrès aux mesures préventives adéquates à appliquer à toutes les causes présumées de l'évolution d'une maladie, dont l'action du germe nécessaire semble cependant dépendre, sauf les cas d'infection patente directe, au moins autant de circonstances de milieu et de l'état de l'organisme récepteur, que du seul fait de sa présence, en ce qui concerne son évolution pathogénique définitive.

Le véritable génie de cette évolution morbide parait avoir été méconnu dès le début : la grippe sévissait incontestablement, et sous des formes assez anormales, pour que l'évolution typhoïdique put être confondue avec une manifestation de cette première maladie sous prédominance abdominale.

C'est ainsi qu'en sens inverse, à mon avis, on attribua un décès presque subit à une fièvre typhoïde à forme cérébrale, alors qu'il s'agissait d'une véritable grippe méningitique, puisque l'autopsie ne révéla aucun signe intestinal pathognomonique.

Dans la première quinzaine de février on relevait, dans la garnison, une vingtaine de cas de grippe ayant nécessité l'hospitalisation, quarante hommes étaient traités à l'infirmerie.

Ce furent les décès survenus successivement les 15, 16, 17 février qui donnèrent l'alarme et vers le 20, où je visitais la garnison, on pouvait constater nettement huit à dix cas en pleine évolution typhoïdique et une quantité à peu près semblable, oscillant entre l'embarras gastrique fébrile et une finale typhoïdique.

Désormais on put voir que grippe grave et fièvre typhoïde évoluaient de concert, avec concordance fréquente, aussi bien que pour la pneumonie et la pleurésie.

J'estimai encore à cette époque que l'évolution morbide générale avait brusquement atteint son apogée, touchait même à sa fin, du fait de l'impression que j'éprouvai à la visite du matin dans les diverses casernes, ne faisant de réserves expresses que pour la grippe, dont une variation brusque de température pouvait encore exaspérer la gravité. Aussi prit-on immédiatement toutes les mesures hygiéniques et alimentaires usitées en pareil cas, jusqu'à disparition complète de toutes craintes.

Le chiffre définitif des typhoïdes ne dépassat pas en effet 38 et les décès qui se produisireut n'ont compris au 34e d'artillerie que des hommes entrés à l'hôpital dans les premiers jours de février ; au 21e de la même arme un seul succomba, étant entré en mars ; et le 107e de ligne n'eut de cas de mort que pour ses fièvres typhoïdes de févricr.

L'épidémie peut donc être nettement circonscrite comme évoluant dans son plein au cours de février pour décroître brusquement vers le dernier tiers du mois.

Les particularités qui intéressent les diverses armes à tous les points de vue se résument ainsi :

## Evolution générale

### A. — *Résumé pour les deux régiments d'artillerie*

| | Conducteurs | servants | anciens soldats | nouveaux soldats |
|---|---|---|---|---|
| Fièvre typhoïde | 16 | 8 | 4 | 20 |
| Embarras gastrique fébrile | 5 | 1 | 2 | 4 |

### B. — *Fièvre typhoïde*

| | | |
|---|---|---|
| 34e d'artillerie.. | Conducteurs | 9 |
| | Servants | 2 |
| 21e d'artillerie.. | Conducteurs | 7 |
| | Servants | 6 |
| 34e d'artillerie.. | Anciens soldats | 2 |
| | Jeunes soldats | 9 |
| 21e d'artillerie.. | Anciens soldats | 2 |
| | Jeunes soldats | 11 |

### C. — *Embarras gastrique fébrile*

| | | |
|---|---|---|
| 34e d'artillerie.. | Conducteurs | 2 |
| | Servants | 1 |
| 21e d'artillerie.. | Conducteurs | 3 |
| | Servants | » |

La répartition des malades par batterie ne comporte rien de bien particulier pour le 34$^{e}$ d'artillerie. Néanmoins restent indemnes les 4$^{e}$, 8$^{e}$, 9$^{e}$, 12$^{e}$ batteries sans cause locale appréciable.

Le chiffre des décès, dans la période, est de 3 sur 11, les 15, 16 et 17 février, avec début confirmé les 2, 4, 12 février (ce dernier cas très douteux ; trois jours de traitement, pas de lésions intestinales nettes).

Je crois pouvoir estimer que ce cas se rapporte à une grippe infectieuse à forme cérébrale, à tort imputée à la fièvre typhoïde.

On ne peut établir de moyenne de traitement ; elle ne correspondrait à rien, trois malades restant encore et les décès ayant été très rapides.

La répartition des malades au 21$^{e}$ d'artillerie comporte, au contraire, un aperçu intéressant.

Sept batteries restent indemnes. La 1$^{re}$ et la 10$^{e}$ sont fortement atteintes (10 cas sur 13 malades), ce qui semble indiquer une véritable cause originelle appréciable.

Le voisinage immédiat des lavoirs, des latrines et des urinoirs, le rendez-vous des eaux de lavage des écuries aboutissant à la bouche d'égoût voisine des locaux de la 1$^{re}$ batterie, et, pour la 10$^{e}$, le voisinage des latrines accolées des deux régiments d'artillerie peuvent être invoqués ; en tous cas, ces causes ont pu logiquement jouer un certain rôle dans cette petite épidémie si nettement limitée.

Le nombre des décès est de quatre sur treize. Si l'on considère le chiffre général des décès, soit six en éliminant le cas plus que douteux du 34$^{e}$ d'artillerie, on trouve :

Pour le 34$^{e}$ : deux conducteurs, un servant ;
Pour le 21$^{e}$ : deux conducteurs, deux servants.

La proportion entre conducteurs et servants est la suivante :

1. — *34$^{e}$ d'artillerie*

| | | |
|---|---|---|
| Effectif ..... | Conducteurs .................... | 340 |
| | Servants non montés ............ | 289 |
| | Autres ......................... | 40 |

Les conducteurs donnent 9 cas, soit 1,66 pour 0/0 ; les servants donnent 2 cas, soit 0,68 0/0.

Si l'on ajoute aux servants la musique et les 40 ouvriers divers, la disproportion entre conducteurs et autres augmente encore. La proportion entre anciens et nouveaux est de 2 pour 9. On compte deux embarras gastriques chez les conducteurs pour un chez les servants.

2. — *21e d'artillerie*

| | | |
|---|---|---|
| Effectif..... | Conducteurs.................... | 15 |
| | Servants non montés............. | 349 |
| | Autres......................... | 42 |

Les conducteurs donnent 7 cas, soit 1,36 0/0, les servants donnent 6 cas, soit 1,70 0/0.

Si l'on ajoute aux servants la musique et les ouvriers divers, la proportion arrive environ à 1,40 0/0. L'équilibre ici semble le même, mais la proportion entre anciens et nouveaux est de 2 pour 11.

On note en plus trois embarras gastriques fébriles pour les seuls conducteurs.

3. — *107e d'infanterie*

| | |
|---|---|
| Nombre des fièvres typhoïdes.............. | 14 |
| Décès................................ | 2 |
| Embarras gastrique fébrile................ | 2 |

La caserne à proximité de l'artillerie fournit 11 cas, le bataillon caserné à Saint-Roch 2, soit 0,87 0/0.

Il y a lieu d'éliminer tout d'abord dans les causes probables de cette épidémie, l'origine hydrique; la fièvre typhoïde, considérablement atténuée à Angoulême, n'a pourtant pas entièrement disparu de ce sol si longuement et si fortement imprégné de germes menaçants. Si l'épidémie a été vaincue, la normale morbide sporadique reste, on le voit, dans ce que j'énumérerai plus loin.

J'émettais cette opinion, lors de mon rapport au Ministre de la guerre, et l'analyse bactériologique l'a nettement confirmée; en dehors d'elle, on ne comprendrait pas l'immunité de plus de la moitié des batteries, alimentées à la même source.

J'ai déjà antérieurement fait ressortir l'extraordinaire influence de certaines causes, se limitant dans un même milieu, de façon à déconcerter tout esprit non prévenu.

Il est bon de rappeler, pour les mêmes casernes, l'influence d'un dépôt de poudrette clandestin, ayant empoisonné autrefois les réservoirs d'eau, et n'ayant cependant eu d'action pathogénique que sur les batteries occupant un point des casernes immédiatement sous un vent, du reste exceptionnel en direction et en durée et passant sur ce dépôt.

Il y a encore lieu de ne pas négliger les cas si typiques que j'ai signalés ces dernières années, au cours des manœuvres annuelles, où l'on profite de l'absence de la plus grande partie des troupes pour nettoyer les écuries des quartiers de cavalerie, et où deux fois dans des casernes différentes, les eaux restant normales, deux évolutions typhoïdiques assez graves se manifestèrent parmi les hommes chargés de ces opérations; origine évidente : les poussières microbiennes soulevées au cours de ces opérations.

Il existe bien plus de raisons pour ne pas se borner au seul élément infectieux, « l'eau d'alimentation », si l'on veut bien se reporter aux statistiques annuelles : Limoges, par exemple, en 1886 est le foyer d'une terrible épidémie, limitée à deux casernes : la caserne des Bénédictins où résidait l'infanterie, la caserne des dragons, toutes deux reconnues plus tard comme alimentées par des eaux sujettes à des contaminations constantes; or, avant que ces établissements ne reçussent l'eau actuellement en consommation, commune à toute la ville, comme après cette époque, on voit étonnamment varier le chiffre des cas annnels. La grande épidémie laissée en dehors, ces chiffres varient de 1890 à 1896 dans les proportions successives de 11, 19, 35, 83, 14, 17, 39; la grande épidémie de 1886 avait donné 64 cas et 27 décès. En 1887, on relève 9 cas, 8 décès; en 1888, 18 cas, 7 décès; en 1889, 52 cas, 19 décès.

A Angoulême, on enregistrait : en 1886, 106 cas, 32 décès; en 1887, 355 cas, 62 décès; en 1888, 149 cas, 14 décès; en 1889, 42 cas, 5 décès.

Les eaux de la Touvre furent distribuées en 1890, dans le mois de mai.

On voit alors les chiffres baisser formidablement, mais avec des variations bizarres : ainsi 1890 ne donne que 9 cas, 1 décès, bien que les eaux n'aient été distribuées qu'en mai; 1891, 16 cas, sans décès; 1892, 37 cas, 5 décès; 1893, 13 cas, 9 décès; 1894, 32 cas, 8 décès; 1895, 20 cas, 2 décès; 1896, 81 cas, 14 décès; enfin le 1er trimestre 1899 apparaît avec un retour offensif d'une quarantaine de cas avec neuf décès contrôlés, un plus que doûteux, un cas sans vérification nécropsique.

Si l'on considère la garnison de Tulle, où des filtres Chamberland furent installés au commencement de 1891, on relève de 1886 à 1897 les chiffres suivants : 1886, 0; 1887, 4 cas, 0 décès; 1888, 19 cas, 1 décés; 1889, 46 cas, 11 décès; 1890, 109 cas, 12 décès; 1891, 34 cas, 10 décès; 1892, 41 cas, 5 décès; 1893, 30 cas, 5 décès; 1894, 14 cas, 2 décès; 1895, 4 cas, 0 décès; 1896, 4 cas, 0 décès.

On est donc au moins autorisé à ne pas s'en rapporter exclusivement à la nature des eaux; celles-ci sont un apport indiscutable, elles sont le plus fréquemment le point de départ des épidémies, toujours nuisibles, alors même que légèrement souillées, elles ne provoquent pas une explosion typhoïdique sérieuse; mais encore faut-il en plus se demander pourquoi elles ne causent pas une infection spéciale, quand elles sont reconnues constamment contaminées, du fait même de leur origine.

J'ai, à l'occasion de cas assez nombreux de fièvre typhoïde, contractée aux cours des manœuvres annuelles, démontré, combien était détestable l'eau de la plupart des puits des bourgades limousines ; les indigènes y vivent cependant et relativement l'infection typhoïdique y est plutôt modérée, sauf les années où des conditions climatériques spéciales, déterminant une infection absolue de toute la nappe d'alimentation, font éclore une formidable épidémie.

D'où une première conclusion : nécessité de l'usage d'eau très pure d'abord; mais cela ne suffit pas, et il faut laisser de côté les infections possibles par les eaux des débits de boisson fréquentés par la troupe ; les hommes s'y rendent pour y absorber tout autre chose et ce qu'ils en consomment est négligeable.

Comparons maintenant les deux régiments d'artillerie d'Angoulême, nous allons y trouver divers éléments très importants.

Soit d'abord le 34e régiment, le plus éprouvé à divers points de vue.

On y constate un excédent considérable dans le nombre des conducteurs atteints. Il en est de même pour les jeunes soldats dont le chiffre est dominant. Au 21e d'artillerie au contraire, le chiffre des conducteurs est bien proche de celui des servants, mais les jeunes soldats sont en proportion excessive.

Tous les médecins, que j'ai consultés depuis une douzaine d'années, sont unanimes à considérer la fièvre typhoïde comme affectant toujours en bien plus grand nombre les conducteurs. Ces derniers, en effet, par leur double service, sont à la fois fantassins et cavaliers, et j'ai toujours remarqué que, surtout encore aux manœuvres, ils payaient un terrible tribut à la morbidité générale.

Ici la cause en est un surcroît de fatigue provenant du peu de sommeil des cavaliers, obligés de se coucher plus tardivement pour se lever beaucoup plus tôt.

Mais à ces arguments on objecte avec raison : pourquoi alors toutes les batteries ne sont-elles pas atteintes au même degré ? Voici par exemple le 21e où sept batteries sont absolument indemnes, et où deux batteries sont spécialement frappées? Je répondrai plus tard à ces objetions. Je me contente pour l'instant de constater qu'il n'est pas nécessaire que tout le monde soit frappé également, pour qu'un chiffre constant d'une morbidité plus grande, chez un groupe d'individus, n'offre pas une réelle importance.

Nous pouvons donc retenir le fait qu'une dépense de forces plus grande est une cause indiscutable prédisposante.

Si nous comparons maintenant le chiffre des malades, des décès entre artillerie et infanterie, nous voyons encore, dans des conditions identiques d'installation générale, une confirmation de ces idées : cette dernière arme fatigue beaucoup moins.

Il nous reste un point culminant à discuter et dont l'influence est commune à toutes les armes : les conditions hygiéniques de l'habitat.

J'ai tant traité cette question à diverses reprises que je ne veux pas recommencer cette interminable discussion ; je me bornerai à dire que nos moyens de ventilation son insuffisants, il suffit d'entrer, malgré tous les progrès faits à cet égard (certains toutefois peut-être plutôt théoriques), il suffit d'entrer dans une chambre quelconque à une heure du matin, pour se rendre compte de l'étonnant marécage aérien qu'elle comporte. Cette simple visite coupera toujours court à toute vaine discussion ; là est le foyer de culture le plus terrible des germes ubiquitaires et il explique toutes les anomalies apparentes dans la distribution de l'action pathogénique, jointe aux prédispositions individuelles, quand on se préoccupe d'étudier les plus petits détails propres à certaines chambres en apparence semblables.

En outre, ce principe est corroboré par ce qui s'est passé au 21ᵉ d'artillerie. Le médecin chef fait remarquer que les batteries principalement atteintes occupent les points les plus rapprochés des latrines, des urinoirs, des lavoirs, du rendez-vous de toutes les eaux impures ; ce voisinage suspect s'ajoute à l'infection aérienne nocturne et précipite le développement pathogénique des germes suspects.

Qu'on accepte ce point de vue ou non, il n'en reste pas moins comme des plus plausibles.

On peut, sans chercher trop loin, admettre encore que, dans des casernes certainement bonnes, au point de vue de leur situation, de leur construction récente, certains vices hygiéniques sont cependants fatals du fait de promiscuités particulières, d'influences de vents plus ou moins constants.

Mais ces conditions de milieu peuvent encore être exagérées, par d'autres particularités inhérentes au métier des armes lui-même.

Si l'on se reporte aux époques presque fatales des manifestations épidémiques, propres aux casernes, toutes ont une évolution nettement marquée.

Elles sont plus ou moins saisonnières, mais encore la plupart d'entre elles, comme celle qui nous occupe et il suffit pour le moment, de s'y restreindre, sont fixes si aucun élément accidentel ne survient ; elles ont toujours leur point culminant quelques mois après l'incorporation, puis aux approches des inspections. Les raisons en sont les mêmes en ce qui concerne l'élément fatigue, ou prédisposition à l'infériorité de défense des organismes.

A l'arrivée au régiment, changement d'habitudes, de nourriture, d'habitat, le tout si sensible chez l'homme des campages; travail souvent moindre que celui auquel il est habitué, mais étroitement régulier, sans tempérament possible de repos facultatif; c'est ce que j'appelle depuis longtemps surmenage artificiel.

A l'approche des inspections, même résultat temporaire. Au point de vue saisonnier, si l'hiver est rude, fermeture absurde de toutes les voies d'aération, malgré la surveillance des chefs : auto-infection fatale.

Parfois peut-être un organisme fatigué éviterait le surmenage par un repos spécial nécessaire; l'uniformité des manœuvres de toutes sortes ne permet pas d'y rémédier en dehors d'un infériorité qui aboutit au repos absolu; c'est une une nécessité devant laquelle on doit s'incliner; autrement on tomberait immédiatement dans la confusion et le néant des charges du métier militaire, aussi bien que pour les grandes industries, où fatalement les mêmes difficultés surgissent journellement, bien qu'avec un tempérament plus facile à adopter.

Si je signale le fait, c'est pour qu'il en soit tenu compte dans une certaine mesure que j'indiquerai.

Enfin pour terminer je veux surtout aussi appuyer sur ce fait indéniable, c'est qu'à travail quelconque doit correspondre une réparation alimentaire adéquate. Que faisons-nous aussitôt qu'une épidémie grave surgit? le premier soin est de perfectionner le régime alimentaire habituel, de lui surajouter des toniques, des stimulants, de réduire l'effort physique dans la mesure du possible.

Ne serait-il pas logique quand des faits sont si fréquents, pour ne pas dire constants, non au point de vue épidémique, mais de la simple mordité, de ne pas attendre, mais de prévenir la défaillance organique ?

Je ne veux pas insister, je compte uniquement conclure :

1° L'épidémie qui a sévi à Angoulême est de nature mixte au point de vue des causes : elle tient à un développement de germes ubiquitaires, dans un milieu où, du fait des épidémies graves antérieures, des conditions mauvaises du sol urbain, ils pullulent et y persisteront peut-être encore longtemps, n'attendant qu'une occasion favorable quelconque pour évoluer immédiatement.

Il est permis de supposer que l'association des germes, spéciaux à l'affection typhoïdique et à la grippe, a considérablement contribué à l'évolution morbide, aussi bien que pour les manifestations de pneumonie, de pleurésie infectieuses, qui ont produit bien d'autres ravages, mais dont le résultat silencieux n'a eu aucun retentissement; de même en est-il souvent des manifestations typhoïdiques à décès longuement espacés, beaucoup plus graves que celle que je viens d'analyser, et qui passent inaperçues.

2° Les causes principales sont inhérentes aux fatalités d'une incorporation récente; il faut en éliminer absolument l'influence hydrique, habituellement prépondérante.

La sanction à donner à ces conclusions s'impose depuis longtemps.

*A.* — Aux périodes d'incorporation, de travail nouveau qui constitue un surmenage artificiel, il faut avant tout songer à l'hygiène nocturne.

La ventilation des casernes est insuffisante; elle le sera toujours tant que des moyens rationnels, d'une action certaine, n'en assureront pas un débit mathématique. J'ai exposé à diverses reprises comment ces résultats pourraient être obtenus; j'ai dernièrement publié un travail sur l'air confiné, où j'ai indiqué les appareils simples, aujourd'hui construits, qui permettent d'obtenir un tel effet sans gêne pour l'organisme.

*B.* — Les nécessités de l'instruction, réglées par un tableau de service général inflexible, rigoureuses, et l'objectif d'arriver, à une époque fixe, à un degré d'instruction nécessaire ne comportent-elles un tempérament? Je sais combien est délicate cette question, aussi bien peut-être que qui que ce soit, et à tous les points de vue! mais encore reste-t-elle soulevée.

*C.* — Enfin, et en l'espèce, je dois surtout, comme hygiéniste, insister sur ce point particulier : les exigences d'une hygiène alimentaire en rapport avec le travail accompli sont-elles bien satisfaites ?

La ration alimentaire est la même pour des hommes d'une corpulence extrême que pour ceux d'une conformation plutôt minime; elle ne vise ni le travail à accomplir, ni l'intensité de l'effort; il y a en cette uniformité de consommation et de dépense une véritable anomalie.

Quand dans toute étude biologique, on recherche l'effet médicamenteux ou autre des substances mises en expérience chez les animaux, le poids est avant tout le critérium; la dose qui tue un lapin n'influence pas un animal de haute taille de la même façon, etc.

Le règlement du régime alimentaire ne saurait naturellement envisager toutes les individualités, mais il pourrait parfaitement considérer certains groupements nettement saisissables; il pourrait tenir compte de l'effort artificiel si l'on veut, mais souvent trop considérable de l'apprentissage, de l'acclimatement aux nouveaux milieux.

Il y aurait donc à différencier la ration alimentaire nécessaire en tout temps de la même ration temporaire.

Aux premiers symptômes d'épidémie, on relève le régime alimentaire et tonique, ne serait-il pas plus simple, je le répète encore, de chercher à prévenir ?

Je termine en appelant à nouveau toute l'attention du commandement sur ces trois points qui seuls peuvent expliquer l'énorme morbidité, la léthalité inquiétante dans l'armée comportant l'élite physique de la nation.

## CONCLUSIONS

1° Il n'existe pas de ventilation nocturne aussi bonne qu'il est nécessaire.

2° La nourriture est, pour certaines individalités, insuffisante, elle devrait être mieux calculée suivant les dépenses de l'organisme, se plier davantage aux exigences momentanées, et perdre son uniformité habituelle.

3° Le tableau des travaux d'instruction, nécessités par les différentes armes, gagnerait à être étudié pour une répartition logique à plus longue échéance ; le chef de corps devrait y apporter toute initiative, pour une modalité non nécessairement liée aux jours, aux heures, en modifier la résultante et l'exécution, en tenant compte des conditions climatériques imprévues et souvent peut-être des milieux envisagés.

On ne s'acclimate pas aux pays de fièvre palustre, on ne s'habitue pas davantage aux exercices violents passagers.

Entre l'entraînement méthodique et certains à-coups, il y a tout un monde d'inconvénients. La garnison d'Angoulême, avec ses armes d'ordre différent, ses casernes placées dans un milieu identique, le sol imprégné de longue date, se prêterait bien à des mesures comparatives; il y aurait peut-être intérêt à en faire l'expérimentation, en devançant le plus tôt possible l'inéluctable modification que comporte le régime absolu actuel, tant au point de vue social, par une diminution de la morbidité, qu'au point de vue financier, en réduisant le chiffre toujours montant des dépenses hospitalières.

Enfin pour bien justifier le titre de ce travail, je veux rappeler qu'on ne doit considérer comme cause première nécessaire, que la présence d'un germe déjà en parfaite évolution, ou encore à l'état ubiquitaire mais associé au germes spéciaux qu'on retrouve constamment dans les détritus fécaux ou putrides, et dont les eaux, même les plus parfaites en tant qu'origine, peuvent momentanément devenir le substratum ordinaire, si non exclusif, aussi bien dans les grands cours d'eau que dans les puits d'alimentation des habitations particulières ou collectives.

On estimera, au contraire, comme causes secondaires celles qui, accidentellement, favorisent l'évolution des germes ubiquitaires universellement répandus dans l'atmosphère, ou dans certains habitats, sommeillant, associés ou non à des germes d'ordre banal, mais déjà plus ou moins influencés dans le sens pathogénique général, du fait des milieux où ils séjournent, évolution, dis-je, qui surgira dès qu'un terrain de culture favorable, se présentera; en l'espèce, un organisme assez affaibli, par une influence quelconque.

Je regarde encore comme cause éminemment secondaire, dans le phénomène de la contagiosité de la maladie, l'influence de l'air expiré par tout typhoïdique, dans des conditions de milieu où l'hygiène est mal observée, du fait de la présence dans l'atmosphère, d'une vapeur d'eau qui contient une toxine pulmonaire d'autant plus virulente et favorable à l'évolution des germes ubiquitaires, qu'elle comporte un déchet phagocytique particulier plus considérable; la contagion proprement dite n'ayant encore pu être démontrée que je sache, par le transport du bacille d'Eberth, d'une individualité à une autre, autrement que dans le cas d'une infection directe théoriquement possible par l'alimentation, dans les circonstances assez rares ou des selles sanglantes peuvent contenir des germes spécifiques en pleine virulence et où les soins de propreté les plus élémentaires sont absolument négligés.

Les enseignements que je voudrais voir retenir des faits particuliers que je viens d'exposer et qui peuvent se généraliser à toutes les conditions sociales, sont les suivants :

Si l'on considère avec soin combien fréquemment nous échappent les causes réelles des évolutions typhoïdiques surtout dites sporadiques, et dont la léthalité relative dépasse souvent celle des grandes épidémies, il faut bien reconnaître un élément inconnu qui rentre dans l'ordre d'influence que je qualifie de secondaire, puisque dans des milieux d'habitat et de vie normale identiques, certaines individualités peuvent être aussi cruellement frappées, ce qui ne se comprendrait guère d'une même cause nettement spécifiée.

Les exigences sociales qui chaque jour font diminuer le cube de nos habitations, des ateliers, surtout pour les professions féminines, créent de plus en plus des milieux où la vapeur d'eau pulmonaire joue un rôle pathogénique considérable.

On peut appliquer à la vapeur d'eau ainsi polluée les mêmes conséquences qu'aux eaux d'alimentation plus ou moins souillées.

Ici les voies respiratoires remplacent les voies digestives comme porte d'entrée des éléments nécessaires à toute morbidité, foyer de culture, germes de toute nature : la conséquence à en tirer avec certitude est qu'en matière d'hygiène il n'est point d'élément négligeable.

Limoges. Imprimerie Vve H. Ducourtieux, 7, rue des Arènes.

www.ingramcontent.com/pod-product-compliance
Lightning Source LLC
LaVergne TN
LVHW052021160826
845678LV00003B/1154

* 9 7 8 2 3 2 9 6 5 1 1 9 4 *